ÉTUDE CLINIQUE

SUR UN CAS DE

SARCOME NÉVROGLIQUE

DU 4ᵉ VENTRICULE

Malgré les progrès réalisés dans le domaine de la pathologie cérébrale par les recherches sur les localisations, l'histoire des néoplasies qui ont leur siège dans les centres nerveux ne laisse pas que d'être encore enveloppée d'une très-grande obscurité. Ce que nous savons, c'est qu'elles naissent et se développent le plus souvent silencieusement, et qu'à un moment donné, elles se révèlent d'une façon graduelle par des symptômes qui n'ont rien de caractéristique. Ces symptômes, qu'on retrouve dans toutes les affections encéphaliques, offrent dans leur époque d'apparition, dans leur plus ou moins d'intensité, et surtout dans leur mode d'association les uns avec les autres, une bizarrerie telle que M. le professeur Ball, dans une de ses leçons à l'hôpital de la Pitié, a pu dire, avec une très-grande justesse d'expression, que la règle de l'évolution symptomatique des tumeurs cérébrales était l'*anarchie*. Toutefois, cette anarchie pathologique serait déjà à elle seule une donnée diagnostique d'une très-grande valeur, si nous étions toujours à même de l'envisager dans son ensemble.

Mais ce qui précisément multiplie les doutes et déroute les investigations, c'est pour ainsi dire l'émiettement des manifestations morbides sur des périodes de temps variables. Dans les cas d'évolution brusque ou quand le dénoûment est prochain, alors que les troubles fonctionnels se précipitent, s'enchevêtrent, les traits propres à la maladie s'accentuent, la lésion peut être affirmée en toute vraisemblance, sinon en toute certitude.

Mais ici comme pour d'autres affections plus communes, c'est au début surtout que la nécessité du diagnostic se fait sentir. Malheureusement on saisit rarement un signe assez net, tout au moins une somme de probabilités suffisante pour caractériser la maladie et instituer dès le principe un traitement rationnel.

Dans l'armée, cette question du diagnostic précoce comporte une importance plus grande encore. Il s'agit, en effet, de statuer sur l'aptitude au service militaire d'individus qui sont gravement atteints ou qui veulent se faire passer pour tels. Sur quoi baser un jugement équitable, quand ce sont précisément les éléments du problème qui font défaut ? Il ne reste guère au médecin qu'une ressource ; elle consiste à scruter habilement les antécédents du malade vrai ou simulé, à rechercher surtout les accidents dont il a été victime dans le cours de son existence. Dans l'hypothèse d'une néoplasie cérébrale, le traumatisme peut jouer un rôle considérable. La statistique d'Andral n'est, il est vrai, pas très-favorable à cette opinion, puisque, sur 43 cas de tumeurs encéphaliques, cet auteur n'en a trouvé que trois attribuables à des violences extérieures. Mais il nous semble qu'il y a là un point d'étiologie qui demande à être soumis à un nouvel examen. Si les troubles cérébraux ont succédé immédiatement ou à quelques jours d'intervalle à un coup ou à une chute sur la tête, la relation de cause à effet s'établit elle-même, et personne ne songe à la contester. Il en est tout autrement si l'accident remonte à plusieurs années ou s'il s'agit d'une série d'accidents séparés par des intervalles de temps plus considérables. Alors même qu'ils ont été suivis de perturbations fonctionnelles d'une certaine gravité, si l'équilibre s'est rétabli, on a peu de tendance à accepter ces influences lointaines qui se continuent malgré toutes les apparences de la santé. Pour ce qui concerne le malade, son opinion est toute faite. Ou il a oublié l'accident, et il n'en parle pas ; ou bien s'il s'en souvient, c'est pour dénier à la cause traumatique l'influence que le médecin cherche à lui attribuer.

Cependant quelques auteurs modernes ont attiré l'attention sur les effets du traumatisme dans la genèse des tumeurs intra-crâniennes. Virchow, entre autres, en atteste l'efficacité à propos des gliomes. Tout récemment M. Vulpian (*Gazette des hôpitaux*, 3 mars 1883), après Livron et Danlos (thèse de Paris, 1843 et 1879), a cité le cas d'un ancien soldat à l'autopsie duquel on a trouvé un kyste hydatique occupant la presque totalité du centre ovale de l'hémisphère gauche. Or, cet homme avait été victime de deux accidents graves : une chute sur la tête en 1870, puis un coup de pied de cheval en 1877. La céphalalgie lui était restée après sa chute, et ce n'est que quelques années après son coup de pied de cheval qu'il fut pris d'accès éclamptiques d'abord, puis d'une hémiplégie incomplète. On voit, d'après ces exemples, que le traumatisme ne se borne pas seulement à spécialiser le genre de néoplasie, mais qu'il peut aussi préparer le terrain pour des formations pathologiques qui ont leur source éloignée, soit dans l'hérédité, soit dans certaines diathèses ou encore dans un état transitoire et purement accidentel de l'organisme.

De même qu'il ne détermine pas nécessairement la nature et l'espèce des tumeurs, il ne fixe pas davantage le siège de la production morbide. Même dans les cas d'inflammation locale et circonscrite à l'endroit où la violence a été exercée, la tumeur peut apparaître ultérieurement à une certaine distance du point lésé : à droite, quand le choc a eu lieu à gauche ; dans le mésocéphale ou le cervelet, quand le coup a porté sur les hémisphères cérébraux. Les lois de la physique seule ne suffisent pas à expliquer ce mécanisme obscur, lequel se rattache à des causes et à des conditions qui nous sont encore inconnues.

D'après M. Jaccoud et la plupart des auteurs qui ont écrit sur ce sujet, la symptomatologie des néoplasies cérébrales reposerait sur cette double considération : 1° que la tumeur exerce une compression locale, par conséquent qu'elle détermine des symptômes en rapport avec la région où elle est située ; 2° qu'elle refoule la masse encéphalique en totalité, et que le tassement opéré dans une cavité à parois inextensibles est la cause d'irritations variées : c'est ce qu'on a appelé les *actions à distance*. On ne peut nier le bien-fondé de cette manière de voir, mais est-elle toujours justifiée par la clinique ?

. Remarquons d'abord qu'on a cru devoir admettre dans les masses encéphaliques des régions tolérantes et des régions intolérantes, division arbitraire qui porte un peu préjudice à la loi des compressions, car si des néoplasmes ont pu se développer dans les couches profondes comme dans les couches corticales, sans donner signe de vie, et il y en a des exemples, que deviennent et la compression et la tolérance ?

C'est encore en se basant sur cette dernière hypothèse qu'on a dit que le volume des tumeurs était sans rapport exact avec les symptômes produits, ce qui impliquerait une nocuité inhérente à la nature du néoplasme et non à son action de contact sur la substance nerveuse du cerveau.

N'y a-t-il pas eu en tout ceci une erreur d'observation ? Et l'absence ou la multiplicité des symptômes dans des cas semblables ne trouvent-elles pas leur explication dans des circonstances qui passent trop souvent inaperçues ? Le fait est frappant, surtout quand il s'agit du mésocéphale, cette partie du cerveau enchâssée entre les lobes cérébelleux et la masse du crâne représentant non-seulement un centre moteur, mais même un centre de sensibilité, comme l'ont démontré les expériences de Longet et de Vulpian, en tout cas servant de point de départ au plus grand nombre des nerfs crâniens, et par conséquent constituant un organe éminemment propre à accuser sans retard la présence d'une production morbide, de quelque nature qu'elle soit. Or, il arrive précisément que le mésocéphale est un siège de prédilection pour nombre de tumeurs intra-crâniennes, et celles-ci peuvent y acquérir un certain volume, dans des cas rares il est vrai, sans donner lieu à aucun phénomène révélateur de leur siège et de leur origine.

Telle n'est point la règle, il faut se hâter de le dire, car MM. Spilmann et Schmitt, dans le consciencieux travail qu'ils ont consacré aux tumeurs du 4ᵉ ventricule (*Arch. de médecine*, 2ᵉ vol., 1882), ont relevé dans les 31 observations qu'ils ont analysées à peu près tous les symptômes de la pathologie cérébrale. Symptômes bulbaires, tels que : embarras de la parole, dysphagie, strabisme, lenteur du pouls, suffocation ; perturbations sensorielles, telles que : amaurose, diplopie, surdité, troubles de l'intelligence, apathie, perte de mémoire, coma, délire ; troubles de la motilité, tels que : affaiblissesement musculaire, parésie, chorée, hémiplégie, démarche ataxique ; troubles de la sensibilité, tels que : céphalalgie, hyperesthésie, anesthésie, etc. ; enfin ce syndrôme qu'il serait si désirable de rencontrer toujours, tandis qu'il n'est qu'exceptionnel, *le diabète*.

Eh bien, non-seulement ce faisceau si complet des symptômes du 4ᵉ ventricule se dissocie considérablement dans l'observation journalière, mais il peut même être réduit à néant alors qu'il s'agit de productions morbides d'un assez gros volume. MM. Laveran et Teissier (*Élém. de path. méd.*, 1ᵉʳ vol., 522) rapportent que l'un d'eux a vu, au niveau des pyramides antérieures, plusieurs tubercules de la grosseur d'un petit pois sur un sujet qui pendant la vie n'avait présenté aucun symptôme bulbaire, aucune paralysie. M. Damaschino (obs. IX du travail de MM. Spilmann et Schmitt) a trouvé chez un enfant de 6 ans, mort de broncho-pneumonie à la suite d'une diphthérie, un cysticerque du volume d'une noisette dans le plancher du 4ᵉ ventricule et rien ne l'avait fait soupçonner pendant la vie. Lebert, Richet, Ball ont cité des exemples analogues pour d'autres parties de l'encéphale. A quoi tient donc un silence aussi complet des manifestations morbides ? Selon nous, il faut invoquer des causes qui se rapportent : 1° à la tumeur, à sa nature et à la plus ou moins grande rapidité de son évolution ; 2° à l'individu lui-même.

Quand ces tumeurs sont profondes, qu'elles sont nées du tissu conjonctif, ou de la névroglie, comme c'est le cas le plus

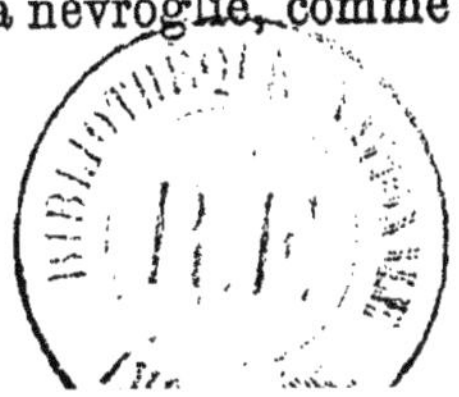

général, elles écartent lentement les fibres du tissu nerveux, se creusent une loge à la faveur d'un certain degré de ramollissement des parties environnantes, et surtout à l'aide d'un amoindrissement atrophique de la région au centre de laquelle le parasite a élu domicile. Dans ces cas, les symptômes sont généralement tardifs et la tumeur peut vivre longtemps sans ébranler considérablement les fonctions du système nerveux.

Pareille chose s'observe quand le néoplasme siège dans l'intérieur d'un ventricule. Il peut le remplir et le distendre même très-fortement avant de déterminer des accidents graves. Le docteur Cruz Cabral (*Gaz. des hôpitaux*, 22 novembre 1883) a cité un cas de tumeur survenu chez un homme de 34 ans, tuberculeux. Cette tumeur, qui siégeait dans l'hémisphère gauche, avait le volume d'un œuf de poule, occupait la place du corps strié et de la couche optique et n'avait donné lieu pendant la vie à aucun phénomène particulier.

Bien plus rapides et bien plus terribles sont les effets des néoplasies cérébrales, quand, situées primitivement dans les couches superficielles, elles évoluent vers les méninges. Elles peuvent alors déterminer des inflammations partielles ou généralisées, et alors les phénomènes locaux se confondent avec les phénomènes d'irradiation. Il nous est resté dans l'esprit un exemple qu'on peut citer comme type et qui s'est déroulé sous nos yeux pendant notre année de Val-de-Grâce. M. le professeur Colin, dans le service duquel se trouvait le malade, en a publié et commenté savamment l'observation dans la *Gazette hebdomadaire*, année 1861. Il s'agissait d'un jeune soldat qui avait été envoyé au Val-de-Grâce pour bronchite tuberculeuse. Depuis trois mois et demi, cet homme souffrait d'une céphalalgie opiniâtre, laquelle finit peu à peu par devenir intolérable. Bientôt survinrent des troubles de la vision, de la dilatation des pupilles, de l'hyperesthésie cutanée, de l'hémiplégie, du strabisme, enfin du délire et du coma. A l'autopsie, on trouva six grosses masses tuberculeuses jaunes plongeant dans la pulpe cérébelleuse et venant adhérer avec les méninges fusionnées en une plaque fibreuse à la fosse occipitale droite, au niveau du pressoir d'Hérophile.

M. le professeur Colin fait remarquer que tous les symptômes se rapportaient à l'hydrocéphalie et à la méningite et
non à la compression du cervelet, car il y a eu absence de
tout défaut de coordination des mouvements, de toute sur-
excitation des organes génitaux, absence de tout vomisse-
ment, même à la période aiguë, et de vertiges épileptiformes.
En revanche, les autres symptômes ont atteint leur paro-
xysme, la douleur en particulier.

Deux autres causes enfin contribuent à démasquer le pro-
cessus néoplasique ou à dérober sa marche envahissante.
C'est, d'une part, la rapidité de son évolution provoquée par
la cause génératrice (violence du traumatisme, excès de cha-
grins, soudaineté des émotions morales, etc.) ; c'est, d'autre
part, le degré de longévité qui est attribué ou attribuable à
chaque néoplasme en particulier. Pour donner des éclaircis-
sements sur ce point, il faudrait avoir recueilli de très-nom-
breuses observations. Malheureusement les renseignements
font souvent défaut dans celles qui existent. En attendant,
qu'il nous soit permis de signaler l'existence plus éphémère
des productions tuberculeuses, et nous nous demanderons s'il
ne faut pas s'attendre à des manifestations symptomatiques
de la part des tumeurs molles ou qui ont une très-grande
tendance aux ramollissements, plutôt que de la part de celles
qui ont une trame serrée et un parenchyme résistant.

L'individu, avons-nous dit, peut, en raison de son âge,
apporter son contingent à la nocuité ou à l'innocuité tempo-
raire, du moins, de sa tumeur. Dans l'âge adulte, quand le
développement organique n'est pas achevé, le néoplasme peut
enrayer le mouvement de croissance de certaines parties, afin
d'usurper la place qui était réservée à celles-ci. De là une
asymétrie partielle, un effacement, un amoindrissement des
organes sous-jacents à la tumeur ou l'avoisinant, quelquefois
même un véritable ramollissement. Chez les sujets plus âgés
dont le développement est terminé, les mêmes effets ne se
produisent pas aussi facilement ; c'est plutôt à la compression, suivant les deux modes exposés par M. Jaccoud, qu'il
faut rapporter les symptômes observés.

Il y a enfin pour toutes les néoplasies cérébrales, quelles qu'elles soient, et chez tous les sujets, une loi de suppléance fonctionnelle en vertu de laquelle l'hémisphère ou la partie saine vient en aide à la partie lésée correspondante. Les tumeurs profondes, à évolution lente et siégeant chez les jeunes sujets, abritent leur développement derrière cette loi deux fois tutélaire, laquelle atténue aussi l'effet immédiat des lésions les plus diverses.

Toutes les considérations que nous venons d'exposer ressortiront bien mieux encore dans l'observation suivante que nous avons recueillie à l'hôpital des Colinettes et dont nous demandons la permission de relater ici les principaux détails.

Observation. — D..., 24 ans, soldat au 140ᵉ régiment de ligne. Bonne constitution. Tempérament lymphatico-sanguin. Au régiment depuis le 14 novembre 1880. Jusqu'au 22 février 1882, cet homme a toujours fait un très-bon service. A cette dernière date, il entre à l'hôpital de Grenoble pour *fièvre muqueuse*. Guéri après deux mois de traitement, il obtint encore trois mois de convalescence qu'il alla passer dans sa famille. De retour au 140ᵉ, il accusa un état de faiblesse qui, disait-il, persistait depuis sa sortie de l'hôpital de Grenoble.

Dispensé d'abord de tout service, il fut compris parmi les malingres et dirigé sur l'hôpital de Saint-Jean-de-Maurienne quand le régiment reçut l'ordre de quitter la Savoie pour se rendre à Sathonay. D... rejoignit son corps quelque temps après. Le billet d'hôpital dont il était porteur contenait cette mention : *Phénomènes cérébraux.*

Interrogé sur son état de santé, D... n'accusait que de la céphalalgie et cet affaiblissement général dont il s'était plaint auparavant. C'est alors que M. le docteur Haas, son médecin-major, le soumit à un examen des plus minutieux. Voici ce qui fut observé à cette époque (20 octobre 1882) :

Nutrition générale assez bien conservée. Peut-être un peu d'amaigrissement des membres, mais sans atrophie musculaire bien marquée. Facies normal; léger strabisme externe de l'œil droit; au dire du malade, cette déviation est très-ancienne. Vision parfaite ; rien du côté des pupilles. Ce qui frappe dans son attitude, c'est une légère inclinaison de la tête à droite. Celle-ci paraît, en effet, frappée d'un peu d'asymétrie. La bosse pariétale gauche est aplatie, tandis que la droite fait une saillie assez prononcée. Du reste, la mensuration donne une différence de deux centimètres en faveur du côté droit. Pas traces de lésions extérieures. Pas de signes de scrofule, pas d'antécédents syphilitiques. Rien d'anormal dans les autres fonctions.

On accorde quinze jours d'exemption de service ; après quoi le malade refuse encore de reprendre ses occupations. Nouvel examen en présence de deux autres collègues. On étudie surtout la sensibilité et la motilité, qui paraissent normales. Cependant on note que la marche est mal assurée par moments. Vu l'absence de tout autre symptôme et considérant la bonne mine de l'examiné, on n'est pas éloigné de croire à une simulation, et il est décidé que D... rentrera dans sa compagnie pour y faire son service. Le lendemain de la consultation, D... refuse de se lever et parle de vertiges, d'étourdissements pour la première fois. Menaces de coercition. Cependant on patiente encore, à la condition qu'il suivra la prochaine marche militaire sans sac et seulement avec le fusil sur l'épaule. D.... s'exécute de bonne grâce ; mais il reste en arrière, rentre en retard, et le lendemain de cet exercice est pris de courbature, de vomissements et de fièvre. Il se produisit en même temps une légère déviation à droite de la commissure labiale. En outre, on constata un peu de parésie de la jambe droite. Exagération passagère dans les réflexes tendineux du genou. Pas d'autres troubles de sensibilité. Intelligence intacte. Parole très-nette.

C'est dans cet état que D... fut envoyé à l'hôpital des Colinettes (21 novembre 1882), dans le service de M. le médecin en chef Pallé. Tout d'abord il se fit une amélioration assez rapide. D... ne parlait plus de ses maux de tête ; il allait et venait, mangeait et dormait comme un homme en pleine santé. Néanmoins, il traînait légèrement la jambe, et les infirmiers de la salle avaient remarqué qu'il lui arrivait parfois de tituber quand, étant en marche, il essayait de se retourner brusquement en arrière. On lui faisait suivre un traitement tonique auquel on avait associé le bromure de potassium.

Le malade était depuis trois semaines à l'hôpital, quand le dimanche 17 décembre on constata, à la visite du matin, les phénomènes suivants qui s'étaient manifestés brusquement et sans cause connue : céphalalgie intense, vomissements, affaiblissement plus marqué, parésie du bras et de la jambe du côté droit, s'accompagnant de fourmillements. Intelligence et parole conservées. Sous l'influence d'un traitement approprié, la journée se passa sans aggravation. Mais, pendant la nuit, le malade fut pris de sueurs très-abondantes, et quand on l'examina le lendemain matin, on retrouva les mêmes symptômes que la veille, seulement beaucoup plus prononcés. L'abattement était extrême ; la paralysie du bras et de la jambe était complète, la céphalalgie toujours persistante ; toutefois, l'intelligence était intacte et le malade pouvait parler à voix basse. La prescription faite, le médecin traitant était à peine sorti de la salle qu'on venait le prévenir que D..., après un léger effort pour se soulever, s'était affaissé sur lui-même, puis avait tout à coup cessé de respirer.

L'autopsie, pratiquée 24 heures après la mort, avec l'aide de notre assistant M. le médecin aide-major Berthoud, permit de constater les lésions suivantes :

Sur la face interne du pariétal gauche, traces d'ostéite ancienne caractérisées par des parties raréfiées, creusées de vacuoles et d'autres présentant un épaississement éburné. L'os en totalité est plus petit que son congénère ; le pariétal droit s'avance à la rencontre du pariétal gauche, de telle sorte que la suture sagittale est oblique de droite à gauche, au lieu d'être médiane et antéro-postérieure. La dure-mère adhérait encore faiblement à l'os malade. Après l'en avoir détachée et mis les méninges à nu, on remarque à la partie postérieure, au niveau du cervelet et de chaque côté de la ligne médiane, quatre saillies globuleuses groupées deux à deux et séparées transversalement par un enfoncement de la dure-mère. Cette membrane étant incisée, on voit que ces reliefs sont formés par l'extrémité postérieure des lobes cérébelleux repoussés en haut et en avant, et repoussant à leur tour l'extrémité postérieure des lobes cérébraux. Et entre les deux groupes de saillies, la tente du cervelet formant bride et dessinant un sillon. Sous le lobe moyen du cervelet, on aperçoit une tumeur ovoïde d'un blanc nacré marqué de sillons transversaux et remplissant le 4ᵉ ventricule qu'elle a distendu et agrandi considérablement. Cette tumeur n'adhère point aux parois du ventricule ni au cervelet. L'énucléation se fait avec la plus grande facilité. On peut se convaincre que le plancher du 4ᵉ ventricule, quoique un peu ramolli, a conservé sa forme générale et ses principaux détails anatomiques. Il en est de même pour la face inférieure des lobes cérébelleux qui ne sont pas déformés, mais seulement ramollis dans leurs couches les plus extérieures.

Quant au bulbe et à la protubérance, ils sont manifestement, l'un aminci et l'autre amoindri également sans déformation. Ces deux organes semblent appartenir à un sujet moins âgé.

Du côté du cerveau, les deux hémisphères reproduisent l'asymétrie crânienne constatée pendant la vie. Le gauche, plus petit que le droit, est aplati latéralement et ne pèse que 270 grammes, tandis que l'hémisphère droit en pèse 470. Tous les deux renferment de la sérosité dans les ventricules latéraux, mais le gauche en contient une beaucoup plus grande quantité que le droit. Il est à noter cependant que les circonvolutions gauches ne sont pas développées et effacées, pour ainsi dire, comme l'ont relaté certaines observations. Les lobes cérébelleux sont en rapport de volume avec les lobes cérébraux correspondants. Cependant la différence est moins accentuée. Toute la masse cérébrale ne pèse que 970 grammes.

A la face inférieure du cerveau, un peu d'infiltration sous-arachnoïdienne. Rien de particulier dans la substance cérébrale. Les autres organes sont intacts, sauf les poumons qui présentent au sommet gauche des nodules caséeux durs; quelques-uns assez gros et disséminés dans le 1/5ᵉ supérieur.

Quant à la tumeur, nous avons dit qu'elle était de forme ovoïde, ayant la coloration et la consistance de l'albumine cuite. Elle paraissait homogène et sans vascularisation apparente. Mesurant de 5 à 6 centimètres de long sur 2 à 3 de large, elle pesait 25 grammes.

D'après l'examen histologique qui en a été fait par MM. Longuet et Lannois, dans le laboratoire de M. le professeur Pierret, les caractères suivants ont été relevés :

Par dissociation d'un fragment de la pièce fraîche dans le bichromate d'ammoniaque, on apercevait un grand nombre de petites cellules arrondies à noyau développé, clair-semées ou rassemblées en amas irréguliers. Il n'y avait pas d'aspect régulièrement alvéolaire ni de stroma visible. Sur les limites de la préparation on constatait quelques cellules araignées avec quatre ou cinq prolongements, petites et mal colorées.

Après durcissement par l'alcool ou l'acide chromique et coloration au picro-carmin, on apercevait les cellules fortement colorées et tout en noyau, englobées dans des filaments en mince réticulum. Par places, quelques points jaunâtres arrondis ou allongés, libres de ces cellules (vaisseaux et lymphatiques); on ne retrouvait pas de cellules araignées. Il s'agissait donc d'un sarcome névroglique ou gliosarcome de Virchow.

Voici donc une tumeur cérébrale soupçonnée très-tardivement et dont l'autopsie a révélé la réalité. Quand on recherche quelles sont les causes qui l'ont provoquée, on ne peut s'empêcher d'accuser le traumatisme dont les lésions du pariétal sont un témoignage non équivoque. Bien que le malade, dans les questions qui lui ont été faites, n'ait jamais rappelé aucun accident marquant dans ses souvenirs — (il faut dire aussi que nous-mêmes nous n'avons pas suffisamment insisté) — il est constant, d'après les renseignements qui nous ont été fournis ultérieurement, que dans son enfance ce malheureux garçon a subi de mauvais traitements, et que, vers l'âge de 15 à 16 ans, il a fait une chute qui a entraîné la cessation de tout travail pendant plusieurs jours. Voici, du reste, reproduit textuellement le passage d'une lettre que le maire de son village nous a adressée en réponse à une demande de renseignements :

« Quant aux renseignements que vous me demandez sur
« ce jeune homme pendant sa jeunesse, je les ai demandés
« à ses parents et à ses voisins et ils m'ont déclaré que le
« défunt, à l'âge de 15 ou 16 ans, fit une chute de cheval et
« en tombant se fit une blessure derrière la tête. Cette
« blessure était un peu plus rapprochée de l'oreille droite
« que de la gauche. Il en fut malade et passa une semaine
« sans rien manger (D... était gros mangeur). Dans une
« autre circonstance, vers la même époque, portant une
« grosse pièce de bois de chauffage, il tomba à plat-ventre
« avec la pièce de bois en travers sur le cou. Si la bles-
« sure qu'on a remarquée remonte à une époque plus
« éloignée, on pourrait peut-être l'attribuer à des coups
« qu'un instituteur, aujourd'hui décédé, lui avait souveat
« donnés sur la tête. C'est ce que font malheureusement
« beaucoup d'instituteurs aux enfants qui ne sont pas in-
« telligents. »

D'après ces anamnestiques, tout porte à croire que le travail latent qui a constitué la tumeur cérébrale a commencé dès l'enfance. Et ce qui confirme dans cette opinion, c'est la nature même des lésions observées, aussi bien sur les os du crâne que sur les hémisphères cérébraux. Manifestement le pariétal droit avait continué à se développer, tandis que le pariétal gauche était resté stationnaire, ou plutôt, par le fait du traumatisme, la vitalité avait été compromise dans toute cette portion de la boîte crânienne aussi bien que dans l'hémisphère correspondant. Par quel mécanisme, en vertu de quelle perversion nutritive, la membrane épendymaire du 4e ventricule avait-elle pu devenir le siège d'un travail morbide ? Voilà ce qu'il est difficile d'expliquer. Toutefois on comprend la possibilité d'un retentissement pathologique allant des ventricules latéraux au ventricule bulbo-cérébelleux, quand on se rappelle par quelles voies de communications ces cavités sont reliées les unes aux autres.

Dans le travail de MM. Spilmann et Schmitt précédemment cité, on trouve des faits ayant d'assez nombreux points de contact avec celui que nous avons rapporté. L'observation VIII, spécialement, montre l'influence du traumatisme se poursuivant lentement dans la substance nerveuse et venant aboutir, après 17 ans, à la néoplasie cérébrale.

Nous ferons encore remarquer chez notre malade, à part le défaut d'équilibration, l'absence de tout symptôme bulbaire, car c'est l'hydrocéphalie latérale qui a produit la parésie d'abord, l'hémiplégie ensuite. Cette hydrocéphalie a-t-elle été produite par une inflammation chronique de la membrane intra-ventriculaire ou par la compression des sinus latéraux, ou enfin par l'occlusion étroite de l'aqueduc de Sylvius à son entrée dans le 4e ventricule? Nous penchons pour la première hypothèse, qui cadre mieux encore avec l'idée d'une irritation lente et agissant depuis plusieurs années.

La recherche du sucre dans les urines a été omise. Néanmoins, à en juger par le peu d'altération du malade, la modération de son appétit et le fonctionnement non exagéré de la diurèse, le résultat eût été négatif. C'est ce qui nous fait dire, en terminant, que les tumeurs cérébrales ne pouvant, dans la majorité des cas, donner que des présomptions et non des certitudes par leur symptomatologie parfois si effacée, la constatation des traumatismes antérieurs, à quelque époque qu'ils se rapportent, servira de guide pour le diagnostic, le pronostic et même pour le traitement.